DU TRAITEMENT

THERMAL

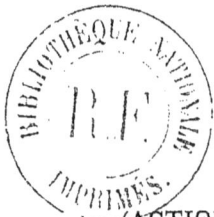

ÉTUDE SUR LES BAINS

(ACTION DES BAINS MINÉRAUX DE VICHY)

PAR

Le Docteur P. JARDET

ANCIEN INTERNE DES HOPITAUX DE PARIS

MÉDECIN A VICHY

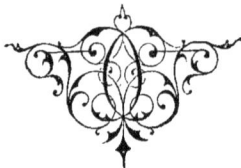

VICHY

IMPRIMERIE C. BOUGAREL

Rue Sornin

1890

TRAITEMENT THERMAL

Toute cure thermale comprend trois facteurs thérapeuti-
ques intervenant d'une façon plus ou moins active, ce sont :

I. — L'hygiène climatérique ou diététique ;

II.— Les bains ou les différentes applications de l'eau à
l'extérieur ;

III. — La boisson, qui agit par ses qualités physiques ou
chimiques.

Ces agents médicamenteux se retrouvent dans la matière
médicale ; la thérapeutique ordinaire s'en sert journelle-
ment ; mais ils forment entre eux un tout inimitable, qui
constitue la *médication thermale*.

I

DE L'HYGIÈNE. — L'*hygiène* concourt à modifier les
conditions physiques et morales de l'existence. Pendant le
traitement thermal, les malades changent leur genre de vie,
se soustraient aux devoirs pénibles de leurs professions, et
par là améliorent leur état de santé.

Les conditions climatériques de la station, son altitude, le
voisinage de la mer, d'une forêt ou d'une montagne, ne sont
pas non plus sans exercer une influence bienfaisante.

Quand les malades sont « aux eaux », ils changent leurs habitudes hygiéniques beaucoup plus facilement qu'ils ne le feraient chez eux, et le secret de beaucoup d'améliorations et de guérisons réside dans le genre de vie auquel ils sont astreints. C'est ce que met en relief le passage suivant du *Traité de thérapeutique* de Trousseau et Pidoux :

« Les eaux minérales sont presque toutes situées au
« milieu des montagnes dans des lieux peu habités, essen-
« tiellement différents, quant aux qualités de l'air, des
« grandes villes d'où nous envoyons nos malades. Là, la
« vie est réglée et subordonnée, d'une part, à la volonté dic-
« tatoriale du médecin des eaux ; d'autre part, à l'affluence
« des baigneurs qui, jouissant d'une égalité parfaite, vien-
« nent, chacun à son tour, prendre à des heures déterminées,
« le bain ou la boisson. Dès le matin, et quelquefois avant
« le jour, les derniers venus sont forcés de se lever et
« d'aller chercher les bains et la douche. Les heures de la
« promenade, des repas, du coucher, sont réglées ; le genre
« de nourriture est déterminé ; et d'ailleurs, quelque luxe
« que l'on apporte aux eaux, il faut renoncer à ces mets
« recherchés dont abondent les tables opulentes des grandes
« villes.

« Aux eaux, on n'apporte avec soi ni le souci des affaires,
« ni l'amertume des passions, ni la fatigue des devoirs so-
« ciaux, ni les embarras de la vie domestique. On vit pour
« soi d'une vie toute nouvelle, toute matérielle, de cette vie
« peu intellectuelle qui convient si bien à la santé. »

Le régime, qui a toujours été considéré comme une partie importante de la cure thermale, a passé par trois phases successives :

1° Il a été, dès l'origine, fondé sur les idées *à priori*, ou sur l'expérience des malades et des habitants de la station, qui servirent de guides aux nouveaux arrivants. Il n'est pas rare, aujourd'hui même, de voir les baigneurs s'en rapporter pour leur nourriture, et même leur traitement, à l'expérience de leurs voisins ou de leurs hôtes.

Ces donneurs de conseils, redoutant à juste titre les conséquences funestes d'un écart de régime, sont en général fort exclusifs et très intolérants dans leurs recommandations. C'est ainsi que les règles hygiéniques prirent naissance dans beaucoup de villes d'eaux ;

2° Mais, cette période de rigueur et de contrainte, ne pouvait durer. Des mets d'importation plus ou moins éloignée s'ajoutèrent aux anciens, et la disparition du régime se fut certainement produite si, guidés par le raisonnement et l'expérience, les médecins n'étaient venus le modifier et le reconstituer. Ce travail, dont le corps médical de Vichy peut s'honorer d'avoir été l'initiateur, devenait d'autant plus nécessaire que l'on s'attachait, dans bien des cas, à offrir aux baigneurs les mets recherchés mais indigestes, qu'ils rencontraient ordinairement sur leur table ;

3° L'intervention médicale dans la détermination du régime, a démontré que s'il existe des règles générales, il n'y a rien d'absolu pour l'*ensemble des baigneurs* fréquentant une station. La diète, comme le traitement, doit être appropriée aux malades.

Dans cette étude générale de la balnéothérapie, nous n'insisterons pas sur l'*hygiène diététique*, variable suivant la nature de la maladie et la médication, qui peut être *altérante*, *reconstituante* ou *sédative*.

Une *nourriture* simple, facilement digestive et assimilable, est celle qui convient dans tous les cas, où la maladie ne nécessite pas un régime spécial ; nous croyons, néanmoins, qu'il serait bon d'attribuer aux végétaux une part plus importante dans l'alimentation.

Les *repas*, pris en société, doivent être assez nombreux et assez bien répartis pour que le besoin de nourriture ne soit jamais trop vif, ce qui produit la défaillance, puis la surcharge de l'estomac et l'indigestion. Il faut qu'une bonne mastication prépare la digestion.

L'*exercice*, dont la nature et la durée varient suivant l'âge, la force et les habitudes du malade, sera modéré après le repas; il doit aller jusqu'à produire la lassitude et non la fatigue. Quand il est augmenté progressivement, comme dans une cure d'entraînement, il constitue un excellent préparatif au sommeil; il est, dans tous les cas, une *importante partie du traitement thermal*.

II

DES BAINS.— *Les bains et les différentes applications de l'eau à l'extérieur* sont de deux espèces : les pratiques hydrothérapiques et les bains thermaux, dont la température se rapproche des bains tièdes ou chauds. Ces derniers ont pendant longtemps constitué, avec la boisson, toute la médication thermale. Ce n'est que depuis une vingtaine d'années que les pratiques hydrothérapiques ont été admises concuremment avec les bains thermaux.

Effet des bains. — D'une manière générale, l'eau agit par sa masse, sa température et sa composition ; aussi allons-nous étudier son action générale plutôt que décrire les différents procédés d'application. Ce que nous dirons concernant les effets des bains, pourra s'appliquer à la généralité des pratiques hydrothérapiques.

Le séjour plus ou moins prolongé du corps, ou d'une partie du corps, dans un liquide où un fluide constitue le bain, qui peut être *entier* ou *partiel*. Le liquide ordinairement employé est l'eau ; mais on a étendu le nom de bain à l'immersion dans différentes substances, telles que la vapeur, le gaz carbonique, l'air. On désigne aussi sous le même nom, le séjour du corps dans des substances solides ou demi-solides, telles que le sable et la boue. Si l'on cher-

che à connaître l'effet des bains sur l'économie on s'aper-
çoit vite que, suivant l'adage ancien, « *il n'y a rien d'absolu
dans la nature* ».

Comme le dit Rostan : « Il est impossible de tracer les
« effets du bain sur l'économie animale si l'on ne tient
« compte de la température de l'eau, de sa mobilité ou de
« son immobilité, de sa densité, de son insipidité ou de son
« état salin ; de l'âge de la personne qui prend le bain, de
« son sexe, de sa constitution, de ses habitudes, de sa pro-
« fession, de son idiosyncrasie, de son goût ou de sa répu-
« gnance ; de la saison, du climat et de l'heure du jour où
« l'on prend le bain. Nous allons jeter un coup d'œil rapide
« sur ces divers sujets.

« Pour apprécier avec une rigoureuse précision l'effet de
« la température de l'eau sur le corps humain, il faudrait
« étudier les changements immédiats, locaux et généraux,
« les changements organiques, consécutifs, que produisent
« les bains, degré par degré, depuis la température de la
« glace fondante jusqu'au degré de chaleur que peut soutenir
« le corps humain. Après avoir noté également l'âge, le sexe,
« la constitution du sujet de l'expérience, il faudrait tenir un
« compte exact de son poids avant et après le bain ; il
« faudrait connaître le poids des urines, des matières ex-
« pectorées et mouchées; celui des aliments et des boissons ;
« il faudrait, avec une montre à secondes, mesurer exacte-
« ment le nombre des pulsations du cœur et celui des mou-
« vements respiratoires, etc. On aurait ainsi des données
« rigoureuses sur chaque espèce de bains ; encore faudrait-
« il les répéter sur un grand nombre d'individus, pour pou-
« voir en tirer des conclusions positives. »

Il conviendrait aussi d'observer minute par minute, la
marche de la température du corps, au moyen de plusieurs
thermomètres placés sur la peau, dans l'aisselle, dans le
rectum et dans l'oreille, car la perte du colorique né se fait

pas régulièrement comme dans les corps inertes. Les parties centrales se refroidissent peu, et celles qui sont hors de l'eau subissent plutôt une élévation de température.

Les bains peuvent être *froids*, *tièdes* ou *chauds* ; mais il n'y a guère que les deux dernières variétés qui soient employées dans le traitement thermal.

L'hydrothérapie par l'eau froide a fait l'objet de travaux spéciaux ; aussi allons-nous la laisser de côté pour le moment. Dans l'étude des bains thermaux, examinons successivement leur action sur :

1° La production du calorique et la température du corps ;

2° Les échanges dans les tissus et les excrétions ;

3° La respiration et la circulation ;

4° Le système nerveux ;

5° Les actions électriques ;

6° L'absorption.

1° ACTION DES BAINS SUR LA PRODUCTION DE CALORIQUE ET LA TEMPÉRATURE DU CORPS

Etudes des variations thermiques en général. — La chaleur produite dans les différentes parties de l'économie est répandue dans le corps par l'intermédiaire du sang, aussi plus une région est vasculaire, plus la circulation y est active et plus la température de cette partie se rapproche du maximum qu'elle puisse atteindre. Le rôle de la circulation est considérable dans la répartition de la chaleur, et nous allons voir qu'il ne l'est pas moins dans sa conservation.

Le corps des animaux à sang chaud possède plusieurs moyens de protection contre l'abaissement ou l'élévation de température et contre la déperdition du calorique, qui ne pourrait s'écouler sans un trouble profond de l'économie. Ces moyens sont les suivants :

1° La possibilité que possède la surface du corps de subir un notable degré de refroidissement : grâce à cette propriété, la peau se met rapidement à la *température* du milieu ambiant et la tension du calorique entre la peau et le milieu, diminue dans de notables proportions. En général, la surface du corps n'a qu'un degré de plus que l'eau froide dans laquelle il est plongé ;

2° La circulation cutanée diminue et le sang, refoulé dans les couches sous-jacentes, produit une hyperhémie ou une congestion collatérale des muscles enveloppant le corps : par ce phénomène, les masses musculaires, plus riches de sang, deviennent plus chaudes et empêchent la pénétration du froid dans les organes internes ;

3° L'élévation de la température des couches musculaires, qui se reconnaît à la chaleur axillaire, est causée par une action reflexe que Naumann appelle *reflexe thermique*. Le froid, qui produit sur les capillaires cutanés une action vaso-constrictive, semble exercer sur les capillaires des muscles une action vaso-dilatatrice ;

4° L'accroissement de la masse du sang dans les muscles, produit les effets ordinaires d'une circulation active, d'une congestion, c'est-à-dire une production de chaleur autour du corps. C'est la plus puissante sauvegarde contre la pénétration du froid dans les organes internes. Les muscles ne s'opposent pas seulement à la perte du calorique, ils l'emmagasinent et le produisent au moment où l'économie en perd sur un autre point. Quand le corps se trouve dans un milieu à température élévée, la circulation intervient aussi comme sauvegarde contre la chaleur.

Dès que l'économie est soumise à une température de plus de 35 degrés, les vaisseaux sanguins de la peau et du tissu cellulaire sous-cutané se gorgent de sang, se dilatent, les téguments deviennent plus ou moins colorés et congestionnés, suivant la chaleur à laquelle ils sont exposés.

Par suite de cet afflux sanguin à la périphérie, la peau s'échauffe, le calorique se porte pour ainsi dire à la surface, de façon à provoquer une évaporation active et par suite un refroidissement. Tel est le premier phénomène que produit l'impression de chaleur.

Si cette action se prolonge, la circulation se ralentit, le sang reste dans les vaisseaux dilatés, où il subit une stagnation plutôt que de retourner *échauffer* les organes internes. Cette congestion périphérique a, comme autre conséquence, l'anémie des viscères, et par suite une accumulation de calorique moindre et une production beaucoup plus faible. La rétention du sang et de la chaleur est une cause d'élévation de température dans le point où se produit le phénomène. En présence du froid, il y a *congestion interne*, et dans un milieu chaud, c'est une *congestion périphérique* que l'on observe.

III

Les *bains thermaux* ont, en général, une température indifférente ; ils varient de 25 à 28 degrés. On serait donc porté à croire qu'ils soustraient du calorique à l'économie ; mais il ne faut pas oublier que la même déperdition se produit à l'état normal par suite de la radiation et de la transpiration. Un bain de 25 degrés pendant 25 minutes, ne diffère pas sensiblement quant à ses effets de ce qui se passe à l'air chez un sujet en embonpoint (Liebermeister).

Beaucoup de bains thermaux ne changent donc pas la production de chaleur et n'ont aucun effet thermique ni physiologique. Règle générale, les bains *minéraux naturels* ne sont pas assez concentrés pour différer sensiblement des bains d'eau simple ; ils ne sembleraient donc avoir aucune influence spécifique sur la production de chaleur. Il est probable que les bains gazeux ne diffèrent des autres que par la stimulation cutanée. Cette excitation qui est faible et peu prolongée, a pour effet de dilater les vaisseaux périphériques, de produire de la rougeur de la peau et de diminuer l'activité du cœur et des vaisseaux dont les contractions s'affaiblissent et se ralentissent ; ils abaissent la température centrale et augmentent celle de la périphérie. Rohring et Zuntz ont observé que des bains contenant 3 % de sel marin provoquaient une excitation cutanée, une production de chaleur et une excrétion d'acide carbonique plus abondante qu'à l'état normal. En dehors de cette action directe de la température de l'eau sur celle du corps, les bains peuvent agir par l'évaporation qui suit l'imbibition du tégument.

L'eau ne mouille le corps que dans certaines parties qui s'imbibent et deviennent le siége d'une évaporation produisant une perte de chaleur variable, suivant les vêtements, l'état hygrométrique et la mobilité de l'air.

Si l'on fait des pesées avant et après le bain, on trouve que déduction faite de l'évaporation pulmonaire, de la desquamation cutanée et des différentes excrétions, le corps a augmenté de 25 grammes. Ces 25 grammes sont dûs à l'imbibition des tissus par l'eau, dont l'évaporation, qui absorbe environ 14 calories 1/2, est complète après une heure. Il y a donc une diminution sensible de température, puisque le corps ne perd à l'état normal que 92 calories par heure, pour un poids de 60 kilogrammes. Lieibermesteir (1859) a observé que les variations de chaleur animale suivaient absolument les lois de Naumann, énoncées plus haut, c'est-à-dire que la température centrale, non seulement ne baissait pas, mais qu'elle s'élevait légèrement, pendant que s'opérait cette perte de calorique à la surface.

Dès que l'évaporation a cessé, la circulation sanguine reprend son cours normal et produit une légère congestion périphérique, connue sous le nom de *réaction*. Pendant tout le cours de ce phénomène, le sang vient réchauffer la peau, il reste peu abondant dans les organes internes où se produit une baisse de température, bientôt suivie elle-même d'une élévation et du retour à l'état normal.

Ce que nous venons de dire s'applique également aux *douches*, aux lotions, aux demi-bains, aux enveloppements de draps mouillés et, en général, à toutes les soustractions de calorique.

Comme on aurait pu s'y attendre, on a observé que chez un sujet bien portant, l'intensité des congestions centrales et périphériques dues aux applications d'eau froide, était d'autant plus forte que la différence de température de l'eau et du corps était plus grande, ce qu'on pourrait exprimer en disant: que la réaction est proportionnelle à la différence de température, qui est elle-même proportionnelle à la perte de calorique.

Les bains gazeux accroissent la circulation périphérique et l'activité du cœur et des vaisseaux; ils produisent une forte perte de calorique, accompagnée d'une création plus élevée. Leur rôle se rapproche en réalité des autres bains thermaux, qui provoquent une perte de calorique intense s'ils sont froids, modérée s'ils sont indifférents, et qui ont pour effets consécutifs, s'ils sont chauds, une élévation de température.

En terminant ce qui a trait aux variations thermiques, nous exposerons le résultat de nos observations personnelles, desquelles il résulte :

1° Que la température centrale dont le thermomètre rectal donne une idée, est augmentée dans un bain tiède à 33° ou un bain chaud à 37°5 ;

2° Que la température musculaire mesurée dans l'aisselle est plus élevée dans un bain tiède, qu'à l'air ou dans un bain chaud ;

3° Que la température de la tête, mesurée par celle du conduit auditif externe, est également plus élevée dans un bain quelconque qu'en dehors de l'immersion ; mais ce n'est pas dans l'eau à 37°5 qu'elle atteint son maximum.

Voici les résultats des observations faites dans 5 bains à 33 degrés et 5 bains à 37 degrés, d'une durée de 27 à 33 minutes :

A l'état normal (1)	Temp. axillaire.. 36°8 — rectale ... 37°8 — auriculaire 37°	dans un bain à 33°	37°5 38°3 37°6	dans un bain à 37°5	37°3 37°5 37°2

Comme tous les excitants, les bains froids augmentent les combustions et l'excrétion d'acide carbonique ; ils concourent surtout à la destruction des substances ternaires et principalement des graisses.

La décomposition des matières albuminoïdes et la production de l'urée ne se modifient sensiblement que par les immersions très froides et les bains de vapeur.

A l'exception des eaux mères, les bains thermaux sont trop peu concentrés pour avoir une action différente de ceux d'eau douce, sauf peut-être pour des peaux exceptionnellement sensibles.

2° ACTION DES BAINS SUR LES ÉCHANGES DANS LES TISSUS ET LES EXCRÉTIONS

Ayant voulu connaître les modifications de la sécrétion urinaire, sous l'influence des bains, nous nous sommes soumis à une observation minutieuse, en ayant soin de ne pas changer notre régime alimentaire. Durant les cinq jours qui ont précédé les immersions, nous avons noté pour l'urine :

Quantité moyenne . . 1117 grammes pour 24 heures.
Densité . . . . . 1026 degrés   —
Urée . . . . . . 30 gr. 64   —

(1) Toutes ces températures ont été prises avec trois thermomètres qui ont servi aux mêmes températures pendant tout le cours de ces expériences.

Nous avons pris alors cinq bains froids consécutifs de 20 minutes à 20 ou 22 degrés, en nous livrant à la natation ; à l'examen de l'urine nous avons trouvé :

Quantité moyenne . . 1014 grammes pour 24 heures.
Densité . . . . . 1029 degrés —
Urée . . . . . . 24 gr. 20 —

Pendant les jours de repos qui suivirent cette série, la densité de l'urine revint à 1025.

Durant une période de cinq bains tièdes d'une demi-heure, à 33° nous avons trouvé pour l'urine :

Quantité moyenne . . 1338 grammes pour 24 heures.
Densité . . . . . 1020 degrés —
Urée . . . . . . 21 gr. 21 —

Après un repos de cinq jours, nous prîmes une série de cinq bains minéraux, composés de moitié eau douce et moitié eau de Vichy ; nous avons alors excrété une urine ayant :

Quantité moyenne . . 1705 grammes pour 24 heures.
Densité . . . . . 1014,5 degrés —
Urée . . . . . . 20 gr. 56 —

Après un nouvel intervalle de temps, nous avons pris quotidiennement cinq bains à 37°5 pendant 20 minutes, et nous avons constaté pour l'urine :

Quantité moyenne . . 1519 grammes pour 24 heures.
Densité . . . . . 1013 degrés —
Urée . . . . . . 19 gr. 20 —

S'il nous était possible de tirer des conclusions d'observations aussi courtes et aussi peu circonstanciées, nous dirions que sous l'influence des bains tièdes et chauds, la quantité de l'urine augmente, et que cette augmentation est plus considérable encore après un bain minéral d'eau de Vichy. Pendant les cinq bains tièdes, l'émission fut de 1338 grammes, et pendant les cinq bains minéraux de Vichy, elle s'éleva à 1705. Un autre fait à noter, c'est que le bain froid, pendant lequel on se livre à des mouvements, ne produit aucune diurèse (1117 gr. et 1014 gr.)

Nous avons observé aussi que la densité du liquide urinaire variait en raison inverse de la quantité, que le poids spécifique était plus élevé après le bain de rivière qu'à l'état normal, mais qu'il était plus faible après toute autre immersion : ce qui se trouve en désaccord avec l'opinion admise généralement, d'après laquelle la densité de l'urine augmente par le bain de vapeur et le bain chaud.

Après le bain alcalin, la combustion des tissus et l'excrétion d'urée est aussi plus forte qu'après toute autre application de l'eau à l'extérieur.

L'excrétion d'urée et la quantité d'urine ne sont pas proportionnelles ; puisqu'en prenant des bains à 37°, nous avons observé une forte émission de liquide et une très faible quantité d'urée pour vingt-quatre heures.

Les mictions qui suivent le bain sont trés abondantes, bien que la quantité totale d'urine pour la journée soit parfois égale ou même inférieure à ce qu'elle est normalement. Le séjour dans un air sec et chaud ou dans de la vapeur, peut soustraire à l'économie d'énormes quantité d'eau, ce qui amène parfois une notable diminution de poids du corps. C'est là un fait reconnu depuis longtemps et sur lequel on a basé un mode de traitement pour les obèses.

De nos recherches, nous pouvons enfin conclure que les bains tièdes, et surtout les bains thermaux exercent sur l'économie des modifications assez importantes pour expliquer leur action thérapeutique.

Après le bain, l'urine est jaune clair et d'une densité peu élevée, c'est là un fait reconnu depuis longtemps. On pourrait l'attribuer à l'absorption de l'eau du bain ou au défaut de perspiration cutanée, quand le corps est plongé dans un liquide.

Sans contredire cette idée, nous devons faire observer que le poids spécifique du liquide urinaire d'un sujet bien portant est toujours très faible vers le milieu du jour, par suite de l'absorption d'aliments et de boissons.

Notre urine qui pesait 1032 ou 1035 au réveil, ne marquait plus que 1017 ou 1015 vers dix heures du matin, que nous nous soyons baigné ou non.

Sous l'influence des bains tièdes, l'urine perd son acidité, et devient même alcaline. C'est un phénomène d'observation déjà ancienne, puisqu'il a été mis en lumière par Ossian Henry et Hébert en 1861. M. Willemin en a fait également l'étude en 1863. Les auteurs ont donné de ce fait différentes explications que nous ne rappellerons pas ; mais nous dirons qu'il nous semble nullement en rapport avec l'absorption de l'eau par la peau. Ayant fait l'essai de nos urines quelques jours avant de prendre des bains, et pendant que nous en prenions, nous avons vu le liquide devenir neutre, vers le milieu de la journée. Nous n'avons pas trouvé la réaction alcaline après les bains tièdes ordinaires. *L'alcalinité* n'est donc pas un *fait constant* ; c'est tout au plus une *exception* pour nous après les bains à 33 degrés.

Pendant les cinq jours où nous avons pris des bains minéraux de Vichy, la réaction a été neutre après les deux premiers, alcaline après les trois suivants ; enfin *l'alcalinité* des urines s'est montrée beaucoup plus manifeste pendant le cours des bains à 37°5 que pendant tout autre. Il nous a même semblé que l'acidité diminuait à mesure que la série des immersions se prolongeait ; à tel point que six émissions sur huit furent alcalines le dernier jour des bains chauds.

En résumé, *l'urine perd son acidité vers le milieu du*

jour ; elle peut devenir *alcaline*, et les bains y contribuent
d'autant plus qu'ils sont minéralisés et chauds.

3° EFFETS DES BAINS SUR LA CIRCULATION
ET LA RESPIRATION

Les épispastiques exercent sur l'activité du cœur et des
vaisseaux une action considérable variant suivant leur intensité et l'irritabilité du sujet ; comme les applications de l'eau
à l'extérieur leur sont de tous points comparables, nous
allons, d'après Naumann, rechercher leurs effets.

« Les excitations cutanées *relativement faibles*, ac-
« croissent l'activité du cœur et des vaisseaux ; elles ren-
« forcent les contractions cardiaques, rétrécissent les canaux
« sanguins et accélèrent la circulation. Elles agissent comme
« *hypersthéniques*.

« Les excitations *cutanées fortes* diminuent l'activité
« du cœur et produisent la dilatation des gros vaisseaux.
« Elles agissent comme *hyposthéniques*.

« Les modifications produites par une *excitation* cutanée
« d'une longue durée, persistent un temps considérable
« après qu'elle a cessé d'agir. Ces changements durent en
« général d'autant plus que l'irritation a été plus prolongée.

« A l'état de santé, le sujet pourra souvent percevoir
« ces impressions une demi-heure et trois quarts d'heure
« après que la cause aura cessé. »

La dépression du pouls qui suit une excitation cutanée
puissante, atteint parfois son maximum au moment même ;
mais ce n'est souvent que plus tard. L'action excitante d'une
stimulation cutanée, persiste un temps considérable ; elle est
finalement suivie d'une dépression tardive d'un degré moindre qu'après une excitation intense. La connaissance de ces
lois va nous rendre compte des phénomènes accompagnant
toutes les modifications circulatoires sous l'influence des
bains et des douches.

La première impression que produit un bain d'eau froide, est une sensation d'angoisse et de suffocation, avec pâleur de la peau et congestion des organes internes. Cette impression n'est pas aussi forte quand on immerge seulement une partie du corps ; un bras ou une jambe par exemple. Elle est également très courte *quand on se jette brusquement dans l'eau.* Enfin plus la température du liquide s'élève, moins l'angoisse se fait sentir.

« A l'instant où l'on se précipite dans l'eau froide, l'on « éprouve une sensation de refoulement des liquides dans « les grandes cavités et spécialement dans le thorax. La peau « est pâle, le pouls concentré, petit, profond et dur. Cet état « se prolonge deux ou trois minutes pour faire place, chez « un sujet vigoureux, à du bien-être, pendant lequel le « pouls est plein, grand, fort et régulier. »

Rostan, qui s'était mis dans l'eau, n'a éprouvé, ni cette sensation agréable, ni cette plénitude du pouls ; mais après cinq ou six minutes il est sorti dans un état d'horripilation extrême, marbré de plaques violettes comme on en voit chez les asystoliques, ayant le pouls petit et concentré avec des signes non équivoques de gêne circulatoire.

Chez lui la première impression, l'hyposthénie, s'est prolongée beaucoup et n'a cessé que longtemps après.

Les bains plus froids que la peau produisent une constriction des capillaires. Les bains très chauds amènent une dilatation des vaisseaux cutanés et une congestion périphérique, qui se prolonge longtemps. Cette action augmente encore dans les bains salés ou gazeux. En même temps le pouls devient fort, plein et assez fréquent. Il arrive souvent qu'on perçoive des battements artériels dans les carotides et les temporales.

Les bains chauds donnent aussi des congestions céphaliques. La fréquence du pouls augmente avec la température du corps, en sorte qu'un bain très chaud s'accompagne d'une forte accélération, tandis qu'un bain indifférent exerce peu d'action sur les battements du cœur et ne modifie pas sensiblement le pouls. Le *bain d'eau de Vichy* à 33°, comme on le prend généralement, nous a donné comme résultat une *diminution constante du nombre des pulsations* :

Le 1er jour av. le bain, 66 pulsat.; après 2 min., 54. Après 18 min., 60					
Le 2e	—	72 —	—	56	—	60
Le 3e	—	66 —	—	52	—	54
Le 4e	—	72 —	—	56	—	56
Le 5e	—	66 —	—	52	—	54

Dans un bain tiède, nous avons trouvé :

Avant.	66 —	—	60	—	60
	80 —	—	72	—	60
	72 —	—	68	—	60
	69 —	—	56	—	56

Comme résultat de nos recherches, nous serons porté à dire que le bain de Vichy ralentit beaucoup plus la circulation que le bain tiède ordinaire pendant les premières minutes ; mais que cette action ne persiste pas au-delà d'un quart d'heure.

Après ce temps le pouls devient plus rapide qu'au début de l'immersion, tandis que le séjour dans le bain tiède ordinaire amène un ralentissement d'autant plus grand qu'il se prolonge plus.

Dans un bain à 37° le pouls s'accélère, et l'on peut observer une augmentation de 5, 7, et même 12 pulsations par minute. Nous les avons vues successivement s'élever de 68 à 72, puis de 75 à 82. A ce moment nous éprouvions tous les symptômes d'une congestion de l'extrémité céphalique, tels que rougeur, sueurs abondantes de la face et battements artériels violents, le tout accompagné d'un malaise général qui persista une heure ou deux.

Les *modifications de la respiration* sous l'influence des

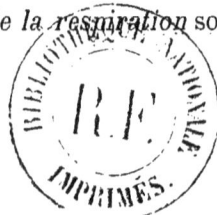

bains, ont été peu étudiés jusqu'ici. Au moment où l'on se précipite dans l'eau froide il y a une sorte d'arrêt de la respiration, une suffocation, qui fait place à quelques inspirations amples et profondes, persistant pendant 5 ou 10 minutes, jusqu'à une nouvelle sensation de froid accompagnée de frissons.

Pendant tout ce temps, le volume d'air inspiré est plus grand qu'à l'état normal.

Dans les bains indifférents, les modifications respiratoires sont peu sensibles : elles sont d'ailleurs fort difficiles à apprécier sur soi-même. Pendant les séries d'immersions auxquelles nous nous sommes soumis, nous avons essayé de corriger la variabilité volontaire de la respiration en comptant le nombre des inspirations pendant quatre ou cinq minutes consécutives ; nous avons constamment trouvé une accélération respiratoire dans les bains simples ou minéraux à 33 degrés. Il n'en a pas été de même dans ceux à 37 degrés.

Le nombre des inspirations a augmenté de 4, 5 ou 8, suivant les jours ; mais il n'a jamais baissé ; nous croyons pouvoir attribuer cette particularité au défaut de perspiration cutanée, à la pression exercée par le liquide et à la congestion des organes internes.

L'augmentation de la fréquence respiratoire est d'autant plus remarquable qu'elle s'accompagne d'une diminution du nombre des pulsations.

Pour résumer ce qui a trait à l'action des bains sur la circulation et la respiration, nous rappellerons que le pouls est petit et fréquent dans le bain froid, lent et plein dans les bains tièdes, rapide et ample dans les bains chauds ; et que la quantité d'air absorbé et le nombre des inspirations augmentent sous l'influence des immersions froides ou tièdes.

Ce sont là des notions que pourra utiliser la thérapeutique quand elle voudra accroître les échanges et activer les combustions.

4° ACTION DES BAINS SUR LE SYSTÈME NERVEUX

Sous l'influence des bains et de l'eau froide, la *sensibilité* s'émousse et des frictions assez énergiques pour enlever l'épiderme sont à peine perçues. Si on se blesse pendant les bains, on ressent peu de douleur ; quand on s'habille et que la peau se colore de nouveau, la sensibilité revient peu à peu, pour reprendre sa perfection après un quart d'heure ou vingt minutes.

La *motilité* subit des modifications beaucoup plus passagères. Après un premier moment de surprise, pendant lequel les muscles se raidissent et se contractent violemment, les mouvements reprennent leur énergie et leur précision, jusqu'à l'apparition du frisson, qui suspend en partie les contractions volontaires.

L'action des bains sur la *sensibilité générale* et l'activité est toute subjective. Il semble néanmoins que les immersions froides et courtes atténuent l'impressionnabilité, et augmentent l'activité cérébrale. En enlevant du calorique, elles procurent une sensation de bien-être et accroissent la tonicité musculaire, pourvu qu'elles ne causent ni fatigue ni horripilation, comme cela se produit quand elles se prolongent.

L'action *vaso-motrice* des bains a été notée aux chapitres précédents, aussi croyons-nous inutile d'y revenir. Quant aux modifications des *sécrétions* elles sont trop peu connues pour que nous y insistions. Il est probable que le froid, par son action sur le système nerveux, sur les vaso-moteurs et le calorique, modifie les sécrétions glandulaires, la digestion, l'absorption et les changements de tissus. Bien que ces effets multiples des bains n'aient pas été étudiés expérimentalement, il est facile de s'en rendre

compte par les observations journalières de la médication ther--
male ou de l'hydrothérapie.

Les bains chauds prolongés ou les bains de vapeur fa-
tiguent et endorment. Ils augmentent la sensibilité au froid,
diminuent les sécrétions et affaiblissent à la longue. Ils cal-
ment les crampes et atténuent les réflexes.

Les bains tièdes diminuent l'irritabilité nerveuse périphérique et l'excitation des centres. Ils sont sédatifs quand
ils sont un peu prolongés. Ils conviennent dans tous les cas
où l'on cherche à calmer les douleurs et à atténuer les excitations. Les bains minéraux indifférents ont des effets ana-
logues quand ils ne sont pas très fortement minéralisés ou
quand ils ne renferment pas une grande abondance d'acide
carbonique. Nous ne croyons pas qu'ils aient l'action débili-
tante que les bains chauds et prolongés possèdent seuls.

5° ACTION ÉLECTRIQUE

Les courants qui se développent par suite des différences
de température entre le liquide et le corps sont trop faibles
pour qu'on puisse leur attribuer une valeur pratique ou théo-
rique. Ces actions électriques sont sans doute plus énergiques dans les *bains de boue* où se passent différentes dé-
compositions de substances minérales ou végétales ; on pourrait leur accorder une certaine importance sur les modifications des tissus ; mais c'est là une question encore peu étu-
diée.

6° ACTION MÉCANIQUE ET ABSORPTION

La pression du liquide confond ses effets avec l'action
thermale et n'en a jamais été différenciée.

Quand le corps est plongé dans l'eau, il n'est mouillé
qu'en très peu de points, comme il est facile de s'en rendre
compte. En sortant du bain, le liquide glisse sans adhérer à

l'épiderme, même quand d'énergiques frictions savonneuses ont enlevé toute la matière sébacée recouvrant le tégument. Après un séjour de deux heures dans l'eau, la plante des pieds et la paume des mains sont les seules parties du corps qui s'imprègnent et se laissent imbiber légèrement, mais l'imbibition n'a pas comme complément nécessaire l'absorption. Il est probable que l'eau qui reste dans les couches superficielles de l'épiderme, s'évapore rapidement après le bain. Elle est, du reste, en si faible quantité, qu'elle n'altère pas le poids du corps.

L'absorption par la peau a fait l'objet d'un grand nombre de recherches dont les conclusions sont fort différentes.

Haller prétendait que la peau pompe l'eau des bains et que le corps augmente de poids après une immersion prolongée. Son opinion a été depuis longtemps contredite par les faits et les expériences multipliées d'un grand nombre d'observateurs. Non seulement le poids ne s'accroît pas, mais au contraire il diminue plus ou moins. Les substances en solution dans l'eau peuvent-elles passer dans l'économie? Nous ne le pensons pas.

Sans doute Westrumb, Ossian Henry et Villemin ont retrouvé dans les urines des traces de matières dissoutes, pourtant il est infiniment probable que l'absorption n'a pas eu lieu par la peau, mais qu'elle s'est faite par les voies respiratoires, car ce sont exclusivement des substances volatiles qu'on a pu retrouver dans l'urine après le bain.

Les sels, les substances végétales non volatiles en solution dans l'eau d'un bain n'ont jamais été retrouvés dans les urines et n'ont jamais produit les effets physiologiques spéciaux ; de sorte qu'il est impossible d'admettre leur absorption.

Les bains minéraux et les bains thermaux n'agissent donc que par contact.

La peau est perméable aux gaz et aux substances volatiles, l'acide carbonique peut être absorbé dans les bains
qui en sont très riches, mais cette absorption est très limitée
en raison de la pression du sang et de la lymphe.

IV

EAU EN BOISSON. — Le troisième et le plus impor-
tant facteur thérapeutique de la médication thermale consiste
dans l'absorption en boisson de l'eau qui agit par ses pro-
priétés physico-chimiques. Cette action des eaux minérales
est inhérente à leur constitution; elle est toujours la même
pour une même eau et varie seulement suivant les doses et les
dispositions individuelles. Il est indispensable de bien connaître le médicament pour le faire servir à la cure ; mais cette
connaissance étant acquise, la direction du traitement devien-
drait très simple si l'on se bornait à prendre l'eau en boisson ;
car il suffirait de déterminer les doses, leur mode d'absorption, la durée du traitement et de surveiller les effets du médicament. C'est à cela que peut se borner le rôle du médecin
dans certaines cures thermales où l'eau minérale est nettement déterminée et suffisamment active comme à Vichy et
à Spa ; mais l'art doit intervenir pour accroître et multiplier
en quelque sorte les effets d'un médicament peu actif comme
l'eau du Mont-Dore, de Néris, de Royat. Dans ces stations
l'absorption simple demeurerait sans effet si la balnéo-théra-
pie et les inhalations n'intervenaient pas.

Les eaux nettement déterminées sont de véritables mé-
dicaments qu'on applique à diverses maladies.

Le mode d'administration et les pratiques balnéaires et
hydrothérapiques jouent le rôle d'adjuvant destiné à stimuler
tel ou tel appareil organique : le foie, l'estomac, l'intestin,
qui est plus spécialement malade.

La quantité de boisson varie suivant la nature du liquide et la constitution du malade. Elle se prend, en général, par doses fractionnées de 60 à 250 grammes à dix minutes ou une demi-heure d'intervalle, le matin seulement ou deux fois par jour, soit avant soit après le repas, et l'on est dans l'habitude de faire un peu d'exercice pendant que l'on boit.

Ne pouvant examiner l'action spéciale de chaque eau minérale, nous allons exposer rapidement les effets physiologiques produits par l'absorption d'eau simple. L'eau froide en boisson, prise à la dose de 300 grammes, suffit à abaisser la température du corps, comme il est facile de le constater au moyen d'un thermomètre placé dans l'aiselle ; elle diminue la fréquence du pouls et augmente la pression sanguine, ce qui se traduit par une ampleur plus grande des pulsations. Le liquide ne fait que passer dans l'estomac et l'intestin ; il est rapidement absorbé par les vaisseaux sanguins, dans lesquels il séjourne si peu qu'on n'a jamais trouvé d'hydrémie après de copieuses libations d'eau.

Il semble que le sang, chargé de liquides, subisse rapidement la filtration par les reins.

Les boissons abondantes provoquent un puissant lavage et s'accompagnent d'une forte excrétion de chlorure de sodium et de phosphore. Il est probable que la diurèse, se produisant au moment de la cure, ne constitue pas l'un de ses effets les moins utiles.

La respiration cutanée sensible et insensible s'accroît sous l'influence de l'eau froide ; il en est de même des sécrétions. Les mouvements péristaltiques de l'intestin sont accrus. L'eau prise en abondance est apéritive, elle n'augmente pas sensiblement les mouvements respiratoires.

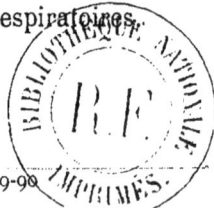

VICHY. — IMP. BOUGAREL, RUE SORNIN. — 5369-99

www.ingramcontent.com/pod-product-compliance
Lightning Source LLC
Chambersburg PA
CBHW060525200326
41520CB00017B/5125